DES MYOSITES INFECTIEUSES

Par A. BOISSON, médecin-major de 2e classe, répétiteur à l'Ecole

du Service de Santé militaire

et J. SIMONIN, médecin-major de 2e classe.

DES MYOSITES INFECTIEUSES

Par A. BOISSON, médecin-major de 2e classe, répétiteur à l'Ecole du Service de Santé militaire
et J. SIMONIN, médecin-major de 2e classe.

I.

« L'inflammation des muscles est une lésion très fréquente, et cependant elle ne joue en pathologie qu'un rôle pour ainsi dire effacé. Elle n'est en effet, bien souvent qu'une complication locale de maladies, dont les phénomènes généraux absorbent avec raison toute l'attention du médecin. Quelquefois aussi, elle n'offre par elle-même que des symptômes peu accusés ; elle peut même rester tout à fait latente, et constitue une lésion que l'autopsie seule révèle. »

Ces lignes, que le professeur Hayem place en tête d'un remarquable article sur l'inflammation des muscles (1), trouvent leur éclatante confirmation dans le cas qui fait l'objet de cette notice.

L'histoire clinique du malade, les résultats fournis par la nécropsie, l'examen histologique et bactériologique des lésions musculaires rencontrées, nous amèneront à passer rapidement en revue les grands caractères de l'histoire des myosites symptomatiques aigües observées dans le cours des maladies infectieuses, et en particulier de la dothiénentérie.

Fièvre typhoïde adynamique suivie de mort à la fin du troisième septénaire. — Début par une angine. — Myosite infectieuse hémorragique, à staphylocoques dorés, des muscles grands droits de l'abdomen.

Touz... (Léger), canonnier au 11e bataillon d'artillerie à pied, âgé de 23 ans, soldat ordonnance.

---

(1) *Dictionnaire encyclopédique des sciences médicales*, t, X, p. 728.

On ne relève dans ses antécédents qu'une prédisposition spéciale à contracter des angines.

La maladie actuelle a débuté le 31 janvier 1894 dans la matinée. par des frissons répétés, de la céphalée, de la gêne dans la déglutition.

Ces symptômes s'accompagnent d'anorexie et d'une fièvre modérée (38°,2 le soir) qui nécessitent l'entrée à l'infirmerie, le 2 février, puis à l'hôpital Desgenettes le 5 février, sixième jour après le début des premiers malaises.

A ce moment, on constate une angine aigüe, sans exsudats, se traduisant par de la tuméfaction et de la rougeur, un aspect vernissé des amygdales, de la luette, du voile du palais et du pharynx.

La déglutition est gênée, douloureuse; on ne trouve pas d'engorgement ganglionnaire. L'anorexie est complète; la langue est uniformément saburrale, blanchâtre. La fièvre affecte un type continu, avec rémissions matinales d'un degré environ, les oscillations sont comprises entre 38°, 5 et 39°, 5.

On porte d'abord le diagnostic d'angine catarrhale simple, puis en raison de la persistance de la fièvre, de la céphalée et de l'anorexie, celui de grippe à forme gastrique ou de fièvre typhoïde au début.

Le 12 février, 10e jour de la maladie, la fièvre vespérale atteint 40° ; la céphalée et la courbature généralisées augmentent ; on observe des vomissements répétés ; la langue devient sèche et se fendille ; un très léger enduit jaunâtre crémeux recouvre les amygdales. Les symptômes persistent jusqu'au 16e jour, où le diagnostic de fièvre typhoïde s'impose par l'apparition de taches rosées lenticulaires sur le ventre, d'une diarrhée bilieuse fétide abondante (6 selles dans les 24 heures), de la douleur dans la fosse iliaque, des épistaxis et une hypertrophie marquée de la rate. Les nuits sont troublées par des rêvasseries et un délire assez accentué : le malade accuse des douleurs susorbitaires intenses.

La courbe thermique, à partir de ce jour, reste tendue autour de 40°, sans rémission matinale bien marquée.

L'adynamie fait des progrès notables, le malade est dans la stupeur; on observe des soubresauts tendineux ; les selles, toujours liquides, sont involontaires; la langue est noirâtre, sèche, recouverte de mucus concrété. Le pouls devient mou, et atteint

110 pulsations à la minute; dans la nuit, le délire actif alterne avec la stupeur.

Le 21e jour, on note une congestion marquée de la base du poumon droit; on entend des râles sous-crépitants, muqueux, sibilants et ronflants : ces symptômes s'étendent bientôt aux deux poumons; il existe de la dyspnée (40 respirations à la minute).

Le 24e jour, l'adynamie s'accuse; en explorant la région hypogastrique pour constater si le malade urine, on note une douleur très vive éveillée par la pression, et surtout la percussion à ce niveau; on ne trouve pas cependant de gonflement appréciable, ni de changement de coloration de la surface cutanée, et l'on pense à une irritation péritonéale développée au niveau d'une ulcération de l'intestin. Le ventre est souple, non météorisé.

Le 25e jour, l'adynamie est absolue, la carphologie apparaît; le pouls est misérable à 145, la mort arrive dans l'hyperthermie avec une température de 40c,2.

II.

Nécropsie. — L'amaigrissement du sujet n'est pas très marqué. A l'incision de la paroi abdominale, on trouve une infiltration sanguine fortement accusée dans l'épaisseur des muscles grands droits de l'abdomen, dont les faisceaux sont dissociés par des caillots noirâtres et poisseux sur une étendue de 12 centimètres environ de côtés.

Dans les portions non infiltrées le muscle est pâle, friable, sec, et paraît atteint de dégénérescence zenkérienne.

Le péritoine est normal, ainsi que la surface de l'intestin. Les ganglions mésentériques sont violacés, volumineux. Dans l'iléon, on trouve des lésions très marquées des plaques de Peyer et des follicules clos, surtout au voisinage du cæcum, où des ulcérations très profondes sont en voie de détersion. On retrouve d'ailleurs, en déroulant l'iléon, tous les degrés des lésions caractéristiques de la fièvre typhoïde.

La rate est hypertrophiée, friable. Le foie est volumineux, congestionné ainsi que les reins.

A l'ouverture de la cavité thoracique, on trouve un cœur mou, pâle; le ventricule droit est flasque, dilaté; l'orifice tricuspide admet facilement l'introduction de quatre doigts. Le sang du cœur est noirâtre, diffluent et poisseux. Des adhérences assez solides fixent la plèvre aux deux tiers supérieurs du poumon droit; on trouve un infarctus cunéiforme à la partie antérieure du lobe supérieur de ce poumon.

Examen histologique des muscles droits de l'abdomen — Des fragments de muscles recueillis au moment de l'autopsie ont été plongés, les uns dans l'alcool pour subir la coloration au picrocarmin; les autres dans le liquide de Muller, pour être colorés au carmin aluné.

On a pratiqué des coupes longitudinales et transversales qui ont permis de constater des lésions multiples intéressant toutes les parties constitutives du muscle :

1° Altération de la substance contractile. — On note des ruptures de fibres assez multipliées; la gaine du sarcolemme est vide à ce niveau : les bouts des fibres sont rétractés dans son intérieur.

Dans certains points même, la gaine du sarcolemne a été brisée par le flot hémorragique qui s'est substitué à sa fibre sur une certaine étendue.

Un grand nombre de fibres musculaires sont gonflées, de volume anormal, sinueuses : leur striation tend à disparaître.

Beaucoup présentent sur toute leur étendue, ou seulement sur quelques points limités de leur trajet, la dégénérescence granuleuse ; sur d'autres, on observe la transformation vitreuse plus ou moins accusée; en suivant le trajet de quelques fibres, on constate que la substance musculaire ainsi transformée, est parfois divisée en blocs irréguliers juxtaposés sans ordre, distendant la gaine du sarcolemne.

2° Multiplication des noyaux musculaires.

On note, à la surface de nombreuses fibres, ou dans leur épaisseur, principalement au niveau de cellcs dont la striation commence à s'altérer, un nombre anormal de noyaux musculaires dont le grand axe paraît assez régulièrement disposé dans le sens de la longueur des fibres, de façon à former des séries régulières.

3° Altération du tissu conjonctif interstitiel.

Elles se résument en deux mots : hémorragies abondantes, dissociant les faisceaux, comprimant les fibres, les ayant brisées en quelques points.

Entre les fibrilles, dans les points où le sang n'a pas pénétré, on observe une infiltration du tissu cellulaire par des éléments nucléés d'assez grandes dimensions, à formes irrégulières, paraissant déterminées par leur resserrement dans l'espace limité où elles ont pris naissance ;

4° Au niveau des vaisseaux, on n'a pas trouvé d'endartérite, mais un épaississement notable de l'adventice par de nombreux noyaux.

Examen bactériologique. — A l'ouverture du cadavre, 24 heures après la mort, on ensemence avec le sang épanché dans les muscles droits, du bouillon peptonisé.

Ce dernier, mis à l'étuve à 37°, présente dès le lendemain un trouble uniforme jaunâtre assez accusé ; un léger dépôt blanc occupe le fond du tube ; pas de voile à la surface ; aucune odeur.

L'examen microscopique révèle la présence de cocci sphériques, mesurant environ 1 millimètre de diamètre, soit isolés, soit en diplocoques, mais surtout groupés en amas irréguliers.

Ce bouillon sert à ensemencer divers milieux : gélose, pomme de terre, tubes de gélatine en strie et en piqûre : ces différentes cultures présentent, les jours suivants, les caractères classiques du staphylocoque doré de Rosenbach.

Il est important de savoir si ce micro-organisme, ainsi décelé dans l'épaisseur des muscles droits, s'y trouvait à l'état indifférent ou bien avec des qualités pyogènes.

La mort rapide du malade n'ayant pas permis aux lésions de subir leur complète évolution, la question ne pouvait être tranchée que par une inoculation.

On injecte dans le tissu cellulaire de la peau du dos d'une souris grise, un centimètre cube d'une culture de ce staphylocoque dans un bouillon peptonisé, âgé de 24 heures.

Dès le 2e jour, un gonflement douloureux assez limité s'observe au niveau du point injecté ; l'état général de la souris ne paraît nullement affecté.

Le 4e jour, les phénomènes réactionnels locaux semblent rétrocéder ; la tuméfaction est molle et diminue de volume.

On sacrifie l'animal six jours après l'inoculation ; la peau du dos incisée laisse voir un gonflement mou de couleur jaunâtre, du volume d'une pièce de cinquante centimes, se laissant facilement déprimer en cupule, par la pression du doigt.

On ouvre cette petite poche et on se trouve en présence d'une cavité minime limitée par une membrane assez épaisse, fibroïde, recouverte intérieurement par du pus concrété et remplie incomplètement par un liquide séreux clair.

C'est en somme, une poche d'abcès en voie de guérison par résorption de son contenu purulent et transformation fibreuse de sa membrane d'enveloppe.

Des ensemencements, pratiqués avec le pus concrété, donnent lieu à de belles cultures de staphylocoque doré. Le sang du cœur de la souris reste au contraire stérile.

Le staphylocoque n'a produit en définitive que des lésions suppuratives très localisées, sans aucune tendance à l'envahissement de la circulation générale et à la production d'une septicémie. On est donc en droit de supposer que les lésions constatées dans les muscles grands droits de l'abdomen auraient évolué vers la suppuration, si la vie du malade se fût prolongée quelques jours.

Quant à la question de savoir, comment en l'absence de toute porte d'entrée extérieure (excoriation. furoncles, vésicatoires, etc.), le staphylocoque est parvenu à envahir l'épaisseur des muscles droits, elle paraît facile à résoudre : c'est par les voies circulatoires (sang et lymphe) qu'il a été charrié dans la profondeur des organes. Son point de départ a peut-être été la muqueuse pharyngée qui, au début de la maladie, a présenté de notables phénomènes inflammatoires : l'examen bactériologique de l'exsudat crémeux observé aurait pu éclairer les doutes à ce sujet, s'il avait été pratiqué ; à défaut de ce renseignement, nous trouvons dans les ulcérations profondes et multipliées de l'iléon, une source d'infection très plausible; c'est là, en effet, le lieu de culture, et le point de départ habituel des microbes variés des infections secondaires de la dothiénentérie.

Parmi ces derniers, les deux grandes espèces pyogènes, le staphylocoque et le streptocoque, sont les plus communes, donnant lieu tantôt à des phénomènes généraux, à une intoxication septicémique du sang ; tantôt se localisant dans les organes pour y produire des ulcérations plus ou moins étendues, qui évoluent le plus souvent vers la suppuration. Agissent-ils toujours directement sur les organismes cellulaires? Leur présence dans les éléments anatomiques altérés est-elle nécessaire pour produire et expliquer ces lésions?

Ou bien peuvent-ils agir à distance par l'intermédiaire de leurs toxines, élaborées dans certains foyers, et charriées par le sang?

Ce sont des questions difficiles à résoudre, mais il semble actuellement que les deux processus sont plausibles et peuvent d'ailleurs parfois se combiner.

Dans le cas qui nous occupe, l'examen histologique des foyers de myosite nous a révélé une prolifération active des éléments du tissu conjonctif interfasciculaire et périvasculaire, tandis que les lésions des éléments propres du muscle ont un caractère nettement dégénératif. C'est dans le tissu conjonctif, nettement enflammé, que nous avons décelé le staphylocoque; l'altération de l'élément noble du muscle semble n'être qu'un trouble de nutrition, consécutif à l'imprégnation par les toxines sécrétées au voisinage.

III.

L'histoire des myosites infectieuses a été l'objet de nombreuses recherches. L'attention des auteurs s'est toutefois concentrée sur celles qu'on rencontre, comme épiphénomènes, au cours des maladies infectieuses ; car les myosites primitives sont bien plus rares et moins dignes d'intérêt.

Les beaux travaux de Zenker et de Hayem sur les myosites symptomatiques, et principalement sur celles qui accompagnent la fièvre typhoïde, ont été le point de départ d'une série d'études ; mais on s'attachait plutôt à décrire minutieusement les modifications anatomiques qu'à démontrer exactement quelle en était la cause prochaine.

Toutefois, la pathogénie de ces accidents avait donné lieu à plusieurs hypothèses.

Liebemeister rattachait les altérations des muscles, dans les pyrexies et les fièvres éruptives, au processus fébrile.

Hayem les attribuait plutôt à l'altération du sang, et pensait qu'elles étaient la conséquence des perturbations profondes que subit la nutrition des tissus, sous l'influence des maladies générales. C'est pour cette raison, disait-il, qu'elles sont diffuses et caractérisées, au début du moins, par de simples dystrophies qui ne s'élèvent au rang d'inflammation véritable que dans les points limités au niveau de certains foyers. Enfin il émettait l'opinion que, dans quelques cas, les foyers inflammatoires sont consécutifs à la rupture des fibres musculair s préalablement altérées; quelques-uns auraient eu pour origine des thromboses, ayant provoqué des infarctus, ultérieurement enflammés. En résumé, pour Hayem, il s'agissait surtout d'une altération dyscrasique.

Les études bactériologiques ont fait envisager la question à un autre point de vue; c'est ainsi que Georges Lemoine, Hutinel et Arnould estiment que les lésions des muscles et du myocarde paraissent, au cours de la fièvre typhoïde, être le résultat de la présence dans le sang, de produits toxiques et infectieux.

Les mêmes auteurs admettent aussi que l'endartérite joue un grand rôle dans la production de ces lésions musculaires. Cette dernière serait elle-même le résultat du contact de l'endartère avec les bacilles contenus dans le sang.

C'est à l'endartérite qu'il faudrait attribuer bon nombre d'hémorragies interstitielles intra-musculaires. Parfois aussi, ces dernières accompagnent les ruptures musculaires, ruptures que la dégénérescence du tissu explique, et qui se produisent surtout dans les muscles entrant en jeu lors d'un effort brusque, les muscles droits de l'abdomen, par exemple. Ces ruptures se cicatrisent assez rapidement, et les hémorragies qu'elles ont amenées ou bien se résorbent, ou bien quand elles surviennent chez un sujet chez lequel la pyémie a fait son apparition, peuvent devenir l'origine de vastes abcès, dont la guérison est toujours très lente, quand ils n'amènent pas la mort par septicémie.

Lemoine ajoute : « Il n'est pas improbable qu'on trouve un jour dans le tissu musculaire des foyers infectieux. »

Chantemesse et Vidal ont depuis signalé la présence du bacille typhique dans l'épaisseur du muscle cardiaque.

Frœnkel, à Berlin (1), est plus affirmatif encore. Il dit au sujet des myosites infectieuses : « On ne trouve pas toujours des microbes dans les muscles atteints de myosite, mais il existe toujours quelque part dans l'organisme un foyer primaire bactérien qui est le point de départ de la myosite. » De ce foyer primaire, le microbe infectieux peut être transporté dans le muscle par des voies lymphatiques ou sanguines ; on ne peut donner une démonstration évidente de ce fait, mais c'est une hypothèse plausible. Dans ce cas, on trouve dans le muscle l'organisme infectieux. Ou bien, du foyer primaire, émanent des produits solubles, des toxines qui vont produire la myosite ; dans ce cas, on ne trouve aucun microbe dans le muscle.

Frœnkel relève 3 cas de myosite infectieuse, survenues deux fois chez des malades atteints d'otite purulente moyenne ;

(1) *Société de médecine interne*, 19 février 1894.

une fois chez une femme atteinte de goître kystique suppuré. Dans les 3 cas, on trouva dans les muscles de nombreux streptocoques.

Vaetzold a démontré l'origine microbienne possible de la myosite, en trouvant deux fois chez des femmes en couche, atteintes de myosite, le tissu musculaire rempli de streptocoques.

Chez notre malade, l'examen bactériologique des foyers de myosite a mis en évidence la présence du staphylocoque doré; ce micro-organisme a été indubitablement l'agent de la lésion musculaire observée, en même temps que par ses sécrétions il aggravait l'intoxication générale du sujet.

IV.

Quel est le siège le plus habituel des myosites infectieuses secondaires dans la dothiénentérie? Quelles sont les complications le plus communément observées?

Pour Rindfleisch (1), la myosite typhique envahit de préférence le groupe des muscles adducteurs de la cuisse.

Pour Chantemesse (2), ces lésions ne sont nulle part plus fréquentes que dans les muscles grands droits de l'abdomen.

Dieulafoy (3) cite, parmi les accidents de la période de convalescence, la possibilité d'abcès musculaires (grands droits de l'abdomen, psoas, etc.).

Pour Hayem (4), le système musculaire est altéré d'une manière diffuse dans toutes ses parties, mais la véritable phlegmasie n'occupe que certains points d'élection, répondant aux muscles qui fatiguent le plus : les foyers siègent le plus souvent dans les muscles grands droits de l'abdomen,

(1) Rindfleisch, *Traité d'histologie pathologique*, 1888, p 835. *Archives de Médecine.* — XXV.
(2) Chantemesse, *Traité de médecine*, t. I, p. 766.
(3) Dieulafoy, *Manuel de pathologie interne*, 1894, t. 3, p. 286
(4) Hayem, *Dictionnaire encyclopédique des sciences médicales*, t. X.

les adducteurs des cuisses, enfin dans les autres muscles des membres et dans les pectoraux.

La lésion porte rarement sur toute l'étendue du muscle; le plus souvent, elle est circonscrite, mais diffuse, la partie malade se confondant avec la partie saine; très souvent il existe dans le même muscle des foyers inflammatoires distincts les uns des autres.

La portion malade est plus ou moins gonflée, tuméfiée; ce tissu cellulaire parcouru par des vaisseaux rouges gorgés de sang. souvent infiltré de masses sanguines, ressemblant à des ecchymoses, ou formant même de *véritables foyers hémorragiques*; les fibres musculaires ont un aspect grisâtre, terne, parfois blanchâtre.

L'inflammation détermine fréquemment des ruptures; celles-ci peuvent porter sur des fibres isolées (rupture fibrillaire), tantôt sur un nombre plus ou moins grand de faisceaux (ruptures fasciculaires), plus rarement sur toute l'épaisseur du muscle. Ces ruptures expliquent la fréquence des infiltrations hémorragiques; mais celles-ci peuvent cependant exister sans rupture appréciable des fibres.

Dans quelques cas, l'hémorragie paraît être la cause, plutôt que l'effet de l'inflammation des muscles.

La symptomatologie des myosites infectieuses secondaires est assez obscure. La sensation de fatigue, de brisure des membres est un phénomène banal au début des pyrexies; toutefois Hayem n'hésite pas à les rattacher à un état anormal du tissu musculaire, quand les lésions sont plus avancées. La contraction des muscles devient pénible, douloureuse; une pression médiocre, exercée sur certainspoints d'élection, détermine des douleurs parfois très vives; le siège de ces douleurs répond exactement aux foyers inflammatoires. Dans la grande majorité des cas, même lorsque ceux-ci se compliquent d'une infiltration hémorragique des muscles, il n'existe pas d'autres symptômes, et ces lésions locales peu étendues peuvent passer complètement inaperçues.

Dans quelques cas plus rares, les lésions consécutives aux altérations musculaires sont plus importantes et se révèlent par des symptômes particuliers.

Les foyers hémorragiques sont caractérisés par une tuméfaction plus ou moins appréciable, siégeant le plus souvent dans l'épaisseur de la paroi abdominale, et particulièrement dans la gaine du grand droit. Cette tuméfaction survient dans les derniers jours de la maladie : elle est douloureuse au toucher, dure, demi-élastique, plus rarement fluctuante ; le lendemain ou surlendemain de son apparition la peau prend à son niveau une teinte ecchymotique qui va rapidement en s'étendant, et dépasse souvent les limites de la tuméfaction.

Chez notre malade, la percussion légère de l'abdomen à la région hypogastrique amenait des plaintes malgré l'état profond d'adynamie dans lequel il était plongé. Les signes objectifs qui accompagnent d'ordinaire les foyers hémorragiques (tuméfaction, teinte ecchymotique de la peau) faisaient défaut.

La terminaison de la myosite infectieuse est variable ; tantôt les signes disparaissent pendant la convalescence : la tuméfaction douloureuse des muscles fait place à une induration plus ou moins étendue qui se résout lentement après avoir perdu peu à peu sa sensibilité à la douleur.

Parfois la suppuration se produit, et à l'incision du foyer il s'écoule un liquide brun noirâtre, une sorte de sanie purulente (Dauvé).

Les abcès résultent ordinairement d'un foyer hémorragique : ce sont des foyers hémato-purulents.

CONCLUSION.

Les myosites infectieuses de la fièvre typhoïde peuvent être le résultat de l'action de micro-organismes pathogènes variés.

On a rencontré dans le pus de ces myosites lorsqu'elles donnaient lieu à des abcès, le bacille d'Eberth, le coli-bacille, le streptocoque, le staphylocoque.

Dans notre observation, la myosite a été surprise à la période de développement; avant l'évolution, soit vers la purulence, soit vers la résolution, et l'examen n'y a décelé que la présence du seul staphylocoque doré.

Imp. A. Cariage. — Besançon.

www.ingramcontent.com/pod-product-compliance
Ingram Content Group UK Ltd.
Pitfield, Milton Keynes, MK11 3LW, UK
UKHW021040200726
13857UKWH00005B/1843

9 782012 863057